GUÉRISON

DE

LA CATARACTE,

ET AMAUROSES

SANS

OPÉRATIONS CHIRURGICALES

PAR LE DOCTEUR **TURNBULL**,

médecin anglais.

Traduit par M. le docteur **LUZARDI**, père,

Docteur en chirurgie de la Faculté de Montpellier, des universités de Turin
et de Duisbourg ; du collége royal de médecine et de chirurgie de
Barcelone ; médecin-oculiste de Paris ; membre correspondant
des académies royales de Madrid, Cadix, Barcelone, Sarragosse,
et des sociétés médico-chirurgicales de Douai, Evreux, Tours,
du Mans, Caën, Bruges, etc., ancien élève du célèbre SCARPA ;
oculiste de l'ex-impératrice des Français ; chirurgien de
ville et oculiste diplômé pour la Belgique, la Hollande,
l'Espagne, etc.

PARIS,

CHEZ L'AUTEUR, RUE NEUVE-DU-LUXEMBOURG, 42.

1852

AVANT-PROPOS.

————

Il y a dix à douze ans que j'ai critiqué les personnes qui disaient guérir la cataracte avec des médicaments ; aujourd'hui, je me suis convaincu que, en suivant la méthode du docteur anglais Turnbull, et mes observations pratiques, on peut y parvenir ; la guérison du moins améliorera la vision de manière à pouvoir se conduire, sans guide. On lira à la fin de cet opuscule, l'observation de quelques personnes guéries par ce traitement. On pourra s'en convaincre en allant les voir.

J'engage les incrédules à aller voir les cataractés, avant, pendant et après l'opération.

Dr LUSARDI.

GUÉRISON DE LA CATARACTE.

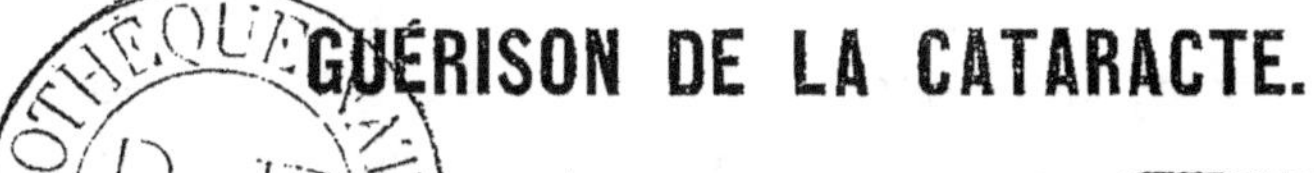

APPRÉCIATION GÉNÉRALE.

Quand l'ouvrage du docteur Turnbull parut en Angleterre, il ne produisit pas une grande sensation, si l'on en juge par ce qu'en dit l'auteur lui-même, dans un passage où il s'exprime ainsi : « Mes publications *n'ayant pas suffisamment fixé l'attention* des médecins, je fis faire quelques expériences publiques, par un chirurgien attaché à l'hôpital St-Gilles Workouse. Quelle pouvait être la cause d'une telle indifférence, pour l'une des publications les plus intéressantes de l'époque, par les guérisons admirables que son auteur dit avoir obtenues ? — L'incrédulité peut-être ?

Mais qu'est ce donc alors que le docteur Turnbull lui-même ? passe-t-il pour un empirique, ou un ignorant ? Sa réputation est-elle tarée et sa probité médicale sans valeur ? — Point du tout : c'est au contraire, un médecin considéré, ayant une grande clientèle et offrant, par sa position, son caractère et ses antécédents, toute garantie désirable de véracité et de bonne foi.

Ce sont toutes ces choses réunies qui nous ont engagé à nous procurer l'ouvrage du docteur Turnbull, pour expérimenter sa méthode et en faire une impartiale appréciation. Mais avant toutes choses, nous devons dire hautemement que nous laissons à ce médecin, l'entière responsabilité de ses publications, et que nous ne voulons ni les accepter sans contrôle, ni les rejeter sans examen.

En conséquence, après avoir traduit aussi exactement que possible, le mémoire du médecin d'Edimbourg, nous allons exposer sommairement nos observations personnelles, tout en déclarant que nous n'avons pas la prétention d'imposer nos convictions à personne, et que nous ne voulons accepter pour appui, que *la vérité des faits.*

Ce n'est donc pas telle substance médicamenteuse, plutôt que telle autre, que nous désirons préconiser ; car les agents modificateurs qu'on emploie, dans le traitement des maladies en général, sont nécessairement variables selon l'âge, le tempérament, l'ancienneté ou les complications de l'affection, etc., et une foule d'autres circonstances que tout autre médecin doit connaître, sous peine d'insuccès et de déconsidération.

C'est à un point de vue plus élevé que nous voulons traiter cette grave et importante question, parce que le traitement médical des cataractes est humanitaire au plus haut degré, malgré l'opposition systématique ou intéressée de certains médecins, qui n'admettent pas encore aujourd'hui son efficacité, et malgré l'injure ou le sarcasme qu'ils ne se font pas faute de prodiguer à ceux de leurs confrères qui ont le courage de publier le résultat de leurs recherches et de leurs expérimentations sur ce sujet.

Le docteur Turnbull aurait donc, suivant eux, *inventé* de prétendues guérisons, dans un but spéculatif plus ou moins honteux, plus ou moins peu avouable ? Mais alors, l'on conviendra qu'il a été bien maladroit ou bien imprudent, ce médecin, de citer le nom, l'âge, la profession, et surtout la demeure de ses malades (1),

_____

(1) Ainsi qui vient de le faire le docteur Lusardi.

en invitant publiquement ses confrères, par la voie des journaux à vérifier, par eux-mêmes, *les phases de son traitement.* En tout pays civilisé, un homme qui pousserait l'impudeur ou le mensonge à ce point, ne serait-il pas exposé à recevoir mille démentis pour un, et à perdre toute espèce de considération personnelle ?

Mais si, par exception, un médecin de quelque valeur méconnaît le sentiment de sa dignité, et s'estime assez peu pour exploiter un mensonge médical, il ne trouve pas aussi facilement des hommes honorables qui veuillent consentir à se prêter à ces ignobles jongleries ; or, si le docteur Turnbull est un imposteur, il faut nécessairement admettre que les docteurs Kent, Atkinson, Forbes, professeur au collége royal d'Aberdeen, les chirurgiens Paterson, Alexandre Cruiskskanks, William Newnharm, etc., dont on vient de lire les lettres sont aussi ses *compères...* En vérité, il faut être bien peu digne soi-même, pour porter aussi légèrement une accusation si grave!...

Pour nous, jusqu'à preuve évidente du contraire, nous admettons comme vrais les faits cités par le docteur Turnbull, tout en nous réservant néanmoins la faculté de le commenter à notre manière, et de leur assigner la valeur qui leur appartient d'après nos connaissances spéciales en ophtalmologie, et nos propres expérimentations sur ce sujet.

Les médecins philosophes reconnaissent que, *théoriquement,* la guérison médicale des cataractes lenticulaires leur semble *possible,* mais que, *pratiquement,* on ne connaît pas bien encore les moyens de les guérir; puis ils ajoutent : « Viendra sans doute le jour où l'art sera moins impuissant ; car si beaucoup de maladies sont réfractaires à nos traitements, cela tient probablement à ce que nous n'avons pas encore pu trouver le bon, le véritable modificateur.

Cette question si controversée, est donc réduite à ceci : a-t-on, oui ou non, trouvé le moyen de *faire disparaître par un traitement médical, en totalité ou en partie, les opacités de la lentille cristalline ?*

« Des modifications heureuses étant produites dans les sécrétions de la capsule, ou dans l'humeur de Morgagni, *au moyen des préparations ammoniacales,* on favorise l'absorption des produis opaques, à l'aide des *préparations iodurées d'acide prussique* ; personne assurément ne contestera leur action sur les vaisseaux lymphatiques, dont la membrane du cristallin est presque entièrement formée dans sa texture. »

Qu'est-ce après tout que le cristallin? Rien autre chose que le produit de la sécrétion d'une membrane, appelée capsule, de même que l'humeur aqueuse est le produit de la sécrétion de la membrane du même nom? Or, tout liquide de l'économie ne peut offrir d'altération dans sa composition chimique ou ses propriétés physiques, sans qu'il n'y ait préalablement maladie de l'organe qui le sécrète; c'est une loi à peu près générale. Si donc, l'on parvient à replacer l'organe sécréteur, dans son état naturel, il est clair qu'on obtiendra fatalement l'état normal du fluide sécrété; rien n'est plus rationnel ni plus logique.

Voilà, répond on, pour la théorie, et nous le concédons volontiers, mais en pratique les choses ne se passent point ainsi: car, si l'on admet, par exemple que l'opacité du cristallin provient le plus ordinairement, surtout chez les vieillards, de l'oblitération des vaisseaux nourriciers de la capsule, celle-ci ne se trouve plus dans des conditions de vitalité suffisante, pour empêcher la rupture de l'équilibre, entre la sécrétion et l'absorption. et alors tout traitement médical ne peut rétablir en leur état primitif, des vaisseaux oblitérés et du calibre de ceux de la capsule, puisque cela ne peut avoir lieu pour d'autres vaisseaux bien autrement volumineux, etqui, dans la vieillesse. ou à la suite de certaines maladies, ne finissent pas moins par s'ossifier ou s'oblitérer complétement.

On voit que nous ne cherchons pas à atténuer l'objection, et que nous la présentons même dans toute sa force, parce que ce qui nous importe le plus, ce n'est point le triomphe de tel ou tel système, mais bien celui de la vérité seule, appuyée sur les faits.

Il faut donc distinguer: sans doute, si l'on soumet au traitement médicale *une opacité cristalline complète et surtout ancienne,* quelle que soit du reste la théorie de sa formation; oh! alors, nous croyons très-bien que la médecine seule est *le plus souvent impuissante,* et que, pour délivrer le malade de son opacité, it faut recourir aux procédés chirurgicaux; mais dans la plupart des cas l'opacité cristalline peut être reconnue dès son début; sa marche est même ordinairement lente, et offre cet avantage sur beaucoup d'autres organes plus cachés, que l'on peut constater, pour ainsi dire, chaque jour, les progrès de son altération: or donc, quand la maladie *débute* et que l'expérience a souvent démontré que *fatalement,* dans un temps plus ou moins long, l'opacité du cristallin deviendra complète, si l'on ne sait en arrêter la marche, pourquoi la science ne pourrait-elle pas posséder des modificataurs tels, que cette espèce de terminaison fâcheuse ne soit enrayée, et la fonction rétablie dans son état normal, au moins pour un certain temps? Car si la nature n'a pas donné à l'homme la puissance de conserver indéfiniment l'intégrité de ses organes et de ses fonctions, elle lui a du moins donné les moyens d'en jouir plus ou moins intégralement, pendant un certain temps, et tout ce qui vient déroger à cette loi générale de la création, est un contresens, une anomalie ou une exception.

Tout le monde médical connaît les cas de guérison spontanée des cataractes, à la suite de chute, rupture de la capsule et déchâtonnement du cristallin opaque.

On sait encore que les dépôts de lymphe plastique, à la suite d'iritis ou de capsulistes, et donnant lieu à ce que l'on a appelé des cataractes fausses, végétantes, etc., peuvent être quelquefois absorbés, à la suite d'un traitement purement médical; tout cela est connu, vieux et peu digne d'intérêt, pour la solution de la question qui nous occupe.

Il ne faut donc pas venir nous opposer, *comme seule possibles*, les cas de guérison que nous connaissons tout aussi bien que ceux qui voudraient nous faire cette *concession*, en ajoutant: « Mais qu'on ait pu *faire absorber l'opacité réelle du cristallin par un traitement purement médical*, voilà ce que nous nions, ce que nous n'avons jamais vu, et ce que nous ne verrons peut-être jamais. »

Eh bien! messieurs les incrédules, nous vous répondrons par ce seul mot: *Nous avons des faits.* »

Que vous les contestiez, cela ne vous surprendra pas, car on peut tout contester, surtout quand on a votre esprit; mais de ce que vous ne sachiez pas obtenir les résultats que d'autres ont véritablement obtenus, cela n'infirme en rien la vérité des faits, parce que vous êtes inhabiles ou impuissants à les reproduire.

S'il est un chirurgien en Europe, qui ait pratiqué une immense quantité d'opérations de cataractes de toutes espèces (*plus de quinze mille*), assurément c'est M. le docteur Lusardi père; eh bien! tout en reconnaissant encore aujourd'hui, que *le plus souvent* la guérison des cataractes n'est obtenue que par *l'opération*, ce doyen des oculistes affirme qu'il a vu *des cataractes lenticulaires commençantes ou peu avancées, être guéries ou améliorées par un traitement médical, convenablement dirigé, au point que les malades voyaint suffisamment à se conduire et même à lire sans lunettes, ce qu'ils ne pouvaient pas faire auparavant.*

Dire qu'on réussit toujours, serait contraire à la vérité; mais dans le traitement de quelle maladie réussit-on donc toujours? Ce qui est vrai, incontestable, c'est qu'on réussit quelquefois, et comme, en définitive, le traitement médical est rationel au début, non seulement sans dangers en tous cas pour les malades, mais encore une excellente préparation, pour le succès de l'opération future, si l'on est forcé d'y recourir, un chirurgien instruit serait véritablement coupable de faire de la médecine expectante, quand la maladie marche chaque jour, et que la raison indique qu'il n'est pas impossible de la guérir ou de l'améliorer, par un traitement médical, CONVENABLEMENT DIRIGÉ.

Aux avantages déjà signalés, si l'on ajoute la pusillanimité de certains malades, les chances toujours douteuses du résultat définitif d'une opération chirurgicale tant pour l'organe affecté que pour la vie elle même, l'on aura la mesure de la bonne foi de ces grands chirurgiens qui ne connaissent que l'instrument, pour trancher toutes les difficultés, ou le démenti pur et simple, pour répondre aux observations les plus judicieuses, les plus rationnelles et les plus logiques...

D'autres, au contraire, plus adonnés à l'exercice de la médecine qu'à celui de la chirurgie, sont tombés dans un excès opposé, par des prétentions médicales trop exagérées.

Il y a donc une route intermédiaire à suivre, entre ces deux extrêmes, également dangereux et préjudiciables aux progrès de l'art, et c'est celle que nous nous efforçons d'indiquer et de suivre.

A l'opposé de la plupart des chirurgiens *qui ne font rien, absolument rien, depuis le début de la cataracte, jusqu'à ce qu'elle soit arrivée à ce point qu'ils nomment maturité* (1), nous soumettons nos malades à un traitement médical, et *nous obtenons des succès d'améliora-*

(1) Préjugés sur l'opération de la cataracte, sur la valeur du mot Maturité et sur le choix des saisons propres à pratiquer cette opération, etc., 1840. Imprimé chez Appert, Passage du Caire.

Certaines préparations possédant la propriété de dissoudre les cristallins opaques, appliquées méthodiquement, l'absorption s'en empare, la porte au centre de l'œil ; elles modifient les sécrétions, agissent sur les particules microscopiques opaques , inhérentes à la capsule du cristallin ; l'expérience confirme ces observations. Des préparations iodurées, ammoniacales agissent favorablement aussi.

Voici les préparations usitées par nous qui ont parfaitement réussi:

1. Pr. Acide hydrocianique médical de 4 à 8 grammes ; eau de laitue, 150 grammes, à prendre quelques gouttes matin et soir.

Pr. Teinture d'iode, 15 grammes ; essence de menthe, 8 gouttes. A prendre comme le précédent.

2. Huile essentielle de piment, de romarin, 15 grammes ; de chaque, cannelle, 2 grammes ; alcool rectifié, 100 grammes. Pour friction sur le front et les tempes avec une éponge.

3. Pr. Teinture d'iode 15 grammes ; essence de menthe, 8 gouttes. A prendre quelques gouttes dans un verre d'eau.

Pr. Onguent napolitain. 30 grammmes ; extrait de ciguë, 8 grammes ; iodure de potassium, 80 centigrammes. Pour friction autour de l'orbite.

Ces formules viennent du traducteur.

P. S La guérison de la cataracte, sans opération, s'effectuera par les trois méthode ci-dessus.

tions et même de guérison dans certains cas, succès entièrement inconnus à beaucoup de nos confrères.

C'est ce qui nous a déterminé à publier la traduction du mémoire du docteur Turnbull, afin de montrer que des hommes distingués dans tous les pays, n'avaient pas pas regardé ce sujet d'études, comme indigne de leurs méditations et de leurs recherches ; nous ajouterons toutefois que ce n'est que par des essais multipliés et un *certain tact pratique,* qu'on peut arriver à de bons et fréquents résultats ; c'est que les anciens auraient appelé *le tour de maître,* c'est ce que les modernes jaloux ou inhabiles ne manqueront sans doute pas de qualifier autrement ; mais comme nous n'écrivons que pour les hommes impartiaux et de bonne foi, que nous importent les épithètes peu bienveillantes de certains confrères, si la vérité des faits et le progrès de l'art sont de notre côté ?

Après avoir examiné en quelque sorte, le côté mo-

(1) Pendant l'usage de ce puissant modificateur, je pensai qu'on pourrait retirer de bons effets de la belladone, à cause des adhérences de l'iris, avec l'espoir que la dilatation pupillaire serait plus forte et plus prolongée que par l'action seule de l'acide prussique, qui m'a paru être de moindre durée, quand la cornée ou l'iris étaient malades.

Quoi qu'il en soit, en employant simultanément ces deux substances, j'en observai les meilleurs effets, et j'en continuai l'usage pendant toute la durée du traitement.

En conséquence de ces remarques, je n'hésiterais plus maintenant à employer l'acide prussique conjointement avec la belladone, dans beaucoup d'affections des yeux, et surtout dans celles de la cornée qui sont encore, de nos jours, la honte de l'art de guérir.

Enfin je terminerai par reconnaître, que c'est au docteur Turnbull, que la science est redevable de cette belle application, et que les recherches infatigables de cet habile observateur, nous ont révélé beaucoup d'autres faits aussi curieux qu'utiles, qui doivent lui assurer la reconnaissance des médecins et des malades du monde entier.

ral de la question qui nous occupe, disons un mot des diverses méthodes proposées et exécutées jusqu'à ce jour, avec des succès divers, pour le traitement médical des cataractes.

On peut toutes les réduire à trois principales, savoir :

1° La méthode *endermique* ;

2° La méthode *iatraleptique* ou par frictions ;

3° La méthode *fumigatoire* ou par vapeurs médicamenteuses.

1° La première consiste, comme on sait, à enlever l'épiderme sur le front ou la tempe, et à faire des applications de topiques médicamenteux; mais les résultats obtenus jusqu'à ce jour par cette méthode, n'ont point compensé ses inconvénients nombreux ; ainsi les médicaments appliqués sur la peau privée de son épiderme, cause une vive douleur, laissent quelquefois des traces indélébiles au visage, et l'on sait que sur les tissus enflammés l'absorption est fort imparfaite ; d'ailleurs, bientôt une pellicule recouvre la plaie, et si l'on veut continuer pendant quelque temps, l'emploi de cette méthode, il faut de nouveau recommencer à faire beaucoup souffrir le patient; il résulte de toutes ces choses bien connues, que les malades ont généralement une grande répugnance, pour ce mode de traitement, et que, lorsqu'on a obtenu leur consentement, ils ne tardent pas à manquer de persévérance et à tout abandonner; de là pour eux le découragement, et la déconsidération pour leurs médecins, sur lesquels le public ignorant est toujours si enclin à jeter le blâme et la défaveur.

2° La méthode iatraleptique ou par frictions, est bien

supérieure à la méthode endermique, au moins pour le
traitement médical des cataractes et des amauroses; car
si l'action des modificateurs est plus lente et moins di-
recte que par la méthode fumigatoire, par exemple, il
n'en résulte pas pour cela que, les effet obtenus soient
moins bons ni moins durables; l'expérience a démontré
que, pour rétablir dans un organe quelconque l'éqnili-
bre normal entre la sécrétion et l'absorption, il fallait
un temps d'autant plus long que l'altération était plus
grande et surtout plns ancienne, et que les modificateurs ne pouvaient agir avantageusement, au delà des
limites fixées à l'étendue des fonctions de chaque organe
ou, en d'autres termes, pour guérir ou améliorer l'altération de la nutrition de la capsule du cristallin, dans
les cas de cataracte commençante, il faut savoir réunir
trois choses importantes : 1ᵘ le modificateur qui con-
vient le mieux, dans tel cas plutôt que dans tel autre;
2° le degré de force dudit modificateur, approprié
anx sujets et aux circonstances particulières, dans lesquels ils se trouvent placés, eu égard à leur âge, leur
tempérament, leur idiosyncrasie, la nature simple ou
compliquée de leur maladie, etc., etc. ; 3° enfin, la juste
appréciation des effets produits par les médicaments,
et de leur meilleur mode d'emploi. Ainsi, tel sujet se
trouvera mieux de la méthode fumigatoire, par exemple
que de tout autre; un modificateur trop actif peut de-
venir nuisible, au lieu d'être utile ; un modificateur
trop faible sera souvent sans effets ; voila ce qu'il faut
que le médecin observateur sache *bien juger* chaque
jour, pour pouvoir continuer, interrompre ou modifier
son traitement, *sous peine encore d'impuissance ou
d'insuccès.*

3ᵒLa méthode *fumigatoire,* ou par les vapeurs médicamenteuses, qui compte aussi de nombreux partisans, n'a rien à perdre au parallèle de ses avantages, avec ceux des autres méthodes ; car elle peut donner tous les résultats de la méthode *iatraleptique*, et de plus, elle offre quelques avantages qui lui sont propres et à peu près exclusifs; ainsi, au moyen de notre appareil fumigatoire, nous pouvons mettre en communication avec l'œil malade, sous la forme de la plus grande division possible, et par conséquent la plus favorable à l'absorption, les même modificateurs que la méthode par frictions est obligée de confier à l'absorption cutanée, sur une partie plus ou moins éloignée de l'organe malade ; cette différence est capitale, suivant nous, car si nous démontrons que pour atteindre le même but, par des moyens à peu près analogues, nous suivons la ligne droite, tandis que par la méthode par frictions l'on suit la ligne courbe, nous arriverons logiquement à cette conséquence rigoureuse, que les résultats obtenus par *les vapeurs médicamenteuses convenablement dirigées* seront plus *prompts*, plus *directs* et au moins aussi *durables*, que ceux produits par tout autre méthode.

En effet, si l'on examine avec soin l'œil humain, sous un grossissement même médiocre, d'un bon microscope, on aperçoit sur la partie antérieure de la sclérotique, des myriades de petits trous, destinés à livrer passage à des vaisseaux et à des nerfs, qui établissent d'importantes communications, entre la conjonctive et les parties intérieures de l'œil ; il résulte de cette disposition anatomique bien connue, que des vapeurs médicamenteuses, mises en *contact immédiat* avec la conjonctive saine, agissent *promptement* et *directement* sur les nerfs et les vaisseaux qui communiquent par des anastomoses, avec ceux de la capsule du cristallin ; on peut donc ainsi *modifier la nutrition et l'innervation* de l'organe affecté.

Du reste, cette méthode des vapeurs, dans le traitement des maladies des yeux *n'est pas nouvelle*, tant s'en faut, car on en trouve l'application dans beaucoup d'auteurs anciens ; mais si les médecins de l'antiquité n'ont pas su retirer de meilleurs effets des vapeurs médicamenteuses dans le traitement de la cataracte et de l'amaurose en particulier, c'est qu'ils ne connaissaient pas bien, les conditions de leur mode d'emploi, indispensables pour obtenir des succès nombreux et durables. Quoi qu'il en soit, et malgré notre préférence marquée pour la méthode *fumigatoire*, nous ne rejetons pas la méthode *iatraleptique*, dont nous avons constaté plusieurs fois les bons effets; on peut donc, avec avantage combiner ces deux méthodes, car loin de se nuire, elles se prêteront au contraire un mutuel appui. D'ailleurs, l'art n'a jamais trop de ressources à sa disposition, et le véritable praticien ne dédaigne rien de ce qui peut être utile à ses malades, au progrès de la science, et au maintien d'une bonne réputation.

En résumé donc, les malades cataractés ont beaucoup à gagner en se soumettant au traitement médical, avant d'avoir recours à l'opération; car aujourd'hui, cette question est sortie du domaine des empiriques, qui, avec quelques préparations mydriatiques, procuraient à quelques malades, une vue plus ou moins confuse, pendant quelques semaines ou quelques jours seulement, *au lieu d'une guérison, ou même d'une simple amélioration de quelque durée*. Il ne s'agit plus ici d'une telle supercherie, indigne d'un médecin consciencieux, mais bien de savoir si, oui ou non, la science possède réellement des moyens capables de *faire disparaître la partie opaque du cristallin,* quand la maladie n'est pas trop ancienne. Eh bien oui, cela est ainsi; nous le croyons, du moins, *d'après nos propres observations,* que nous nous empresserons de publier, quand nous en aurons recueilli un plus grand nombre.

Que les hommes sans prévention et véritablement éclectiques nous imitent, qu'ils mettent à contribution les richesses de la matière médicale dans le traitement des *cataractes commençantes,* et bientôt cette question, si diversement controversée, deviendra pour tous les hommes de bonne foi, aussi complétement résolue pour eux, qu'elle l'est pour nous dans ce moment, c'est-à-dire que l'on peut, *par un traitement purement médical, faire disparaître, au moins temporairement certaines opacités commençantes du cristallin appelées cataractes lenticulaires.*

Les lecteurs pourront lire dans la traduction du Mémoire du docteur Turnbull, des faits bien autrement merveilleux; est-ce à dire pour cela que le médecin anglais soit un imposteur? On peut tout nier, sans doute; mais une négation ne prouve rien, et il faut être bien léger ou bien présomptueux pour rejeter *a priori,* comme entachés d'exagération, de mensonge ou de mauvaise foi, des faits annoncés par un homme honorable, considéré dans son pays par la raison seule que ce qu'il livre à la publicité n'est point en rapport avec nos idées ou nos systèmes.

Mais, dira-t-on, nous ne croyons que ce qui est croyable, et les observations du Dr Turnbull fourmillent d'inexactitudes ou reposent sur des théories fausses; les explications qu'il donne sont aussi peu fondées que ses descriptions sont incomplètes, sous le rapport scientifique ; comment voulez-vous que nous croyions cet homme sur parole ?

Très bien ; nous vous accorderons tout cela volontiers ; mais nous vous dirons à notre tour : « Expérimentez, expérimentez, et expérimentez encore ; car vous savez, comme nous, qu'en beaucoup de choses, et en médecine surtout.

« Le vrai peut quelquefois n'être pas vraisemblable. »

Il y a des choses vraies que nous comprenons pas ; il n'est donc pas nécessaire que nous comprenions une chose pour qu'elle soit vraie.

Nous ne citerons pas les personnes guéries en Espagne ; seulement quelques-unes en France : à Toulouse M. Galibert, rue d'Astorg, n° 6 ; la femme du sacristain de St-Cyprien à Bordeaux ; Mme Delphe, rue Montyon, 13 ; M. Seneville, au Chartron, à Poitiers ; Mme Gagnaire, rue du Curé, à Montpellier, Nismes, Marseille, Avignon, etc., etc.

A Paris, depuis 4 mois, 22 personnes : Mme Noirtier, rue St-Honoré, n° 294 ; le Ch. Lusignan, cour de Vincennes, n° 20 ; M. Aiché, rue des Marais, 70 ; M. Beauvois, rue Traversière-St-Antoine, n° 33 ; M. Carabine, de 74 ans, Invalide ; M. Lahalle, boulevard du Combat, n° 8 ; Riche, rue des Marais, n° 70, traité inutilement pendant trois mois ; le cristallin a été absorbé ; il restait une portion de la capsule qui était adhérente ; j'ai introduit l'aiguille à cataractes et l'ai détachée, elle s'est absorbée parfaitement. Ainsi le traitement médical n'est pas contraire à l'opération ; et nombre d'autres qui sont en traitement, et dont M. Lusardi donnera l'adresse aux personnes qui le désirent.

Paris, avril 1852.

Rue du Luxembourg, 42.

Paris. — Imp. de Moquet, 92, rue de la Harpe.

Travaux scientifiques

DU DOCTEUR

LUSARDI.

—

1. TRAITÉ DE L'ALTÉRATION DU CRISTALLIN ET DE SA CAPSULE.
2. DE LA CATARACTE CONGÉNIALE OU DE NAISSANCE.
3. DE LA CATARACTE NOIRE.
4. DE L'OPÉRATION DE LA PUPILLE ARTIFICIELLE, avec un dessin représentant l'aiguille-crochet de M. Lusardi.
5. ESSAI PHYSIOLOGIQUE SUR L'IRIS, la rétine, et les nerfs de l'œil.
6. DE L'OPHTHALMIE CONTAGIEUSE, dite Égyptienne.
7. HYGIÈNE OCULAIRE.
8. PRÉJUGÉS OU ERREURS sur la prétendue maturité de la cataracte.
9. DU TRICHIASIS ou mauvaise direction des cils, et de l'Entropion ou renversement en dedans, des cartilages tarses des paupières.
10. DU FONGUS hémathode et médullaire de la rétine.
11. RÉSUMÉ PRATIQUE sur la guérison du strabisme, par la section musculaire.
12. DU BÉGAIEMENT et de sa guérison par une opération chirurgicale.
13. NOUVELLE RECHERCHES sur les principales causes et le meilleur traitement de la surdité.
14. RÉPONSE D'UN SPÉCIALISTE aux attaques d'un Encyclopédiste.
15. DE LA GUÉRISON DE LA CATARACTE sans opération chirurgicale, par un traitement médical.

Paris. — Imp. de Moquet, 92, rue de la Harpe.